NOUVEAU PROCÉDÉ MÉDICAL

Pour guérir, par absorption cutanée, et par crises naturelles, *toute espèce de Gale et les Affections cachées qui en proviennent (les Gales récentes, anciennes, invétérées, rentrées, palliées, répercutées, dégénérées ou dénaturées), le vice psorique en général*, provenant de causes externes et internes;

Par le Chevalier DE METTEMBERG,

Médecin consultant, ancien Chirurgien-Major aux Armées, et à présent de la Garde de la Chambre des Pairs; Inventeur du *Spécifico-Cosmétique*, connu sous le nom de *Quintessence anti-psorique*, ou *Eau de Mettemberg*, et dont la Préparation, l'Annonce et la Vente publique sont spécialement autorisées en France, par Arrêtés du Gouvernement des 6 février 1810 et 18 mars 1813; en Espagne, par Décision du Gouvernement du 5 juin 1809; en Prusse, par ordre émané du Cabinet de S. M. LE ROI FRÉDÉRIC-GUILLAUME III, le 29 mai 1814; et dans plusieurs autres parties de l'Allemagne, par Lettres-Patentes de LL. AA. SS. LE DUC RÉGNANT D'AREMBERG, du 20 août 1809, et le DUC RÉGNANT DE SAXE-COBOURG, du 1er juin 1814; Capitaine de la 11e Légion de la Garde nationale parisienne, Électeur éligible du Département de la Seine; Chevalier de l'Ordre royal du Mérite civil de Prusse de 1re classe; etc., etc.

Le Mode d'Application fait partie essentielle du Remède, et complète l'invention.

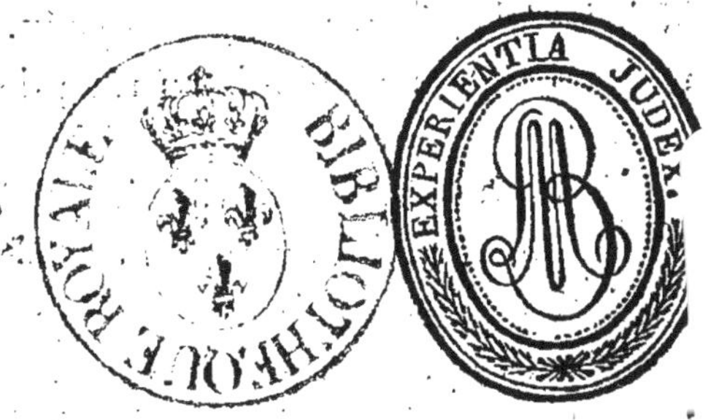

A PARIS,

Chez l'AUTEUR, rue Saint-Thomas-d'Enfer, n° 5, près le Luxembourg.

JANVIER 1825.

HOMMAGE

A l'Humanité souffrante, et principalement aux Praticiens impartiaux et éclairés, nationaux et étrangers, qui se dévouent à son service.

Administrée par *absorption cutanée* et suivant la présente Méthode, l'Eau de Mettemberg n'offre ni les inconvéniens des onguens mercuriels, sulfureux, etc., etc., ni les dangers des préparations mercurielles *internes*, dont les formules sont consignées dans les diverses Pharmacopées.

L'*absorption* du mercure, modifié et divisé à l'infini dans la *Quintessence anti-psorique*, peut être évaluée à un grain par jour, comme *diaphorétique*, et à un vingtième de grain comme *prophylactique*, seulement. Les heureux résultats de ce *Spécifico-Cosmétique* sont justifiés par un précis officiel de faits authentiques.

Dans les affections chroniques, dont les symptômes sont très variés, mais dont les causes sont peu nombreuses, les Praticiens sont invités à faire d'abord l'essai de ce nouveau Procédé expérimental, comme moyen *révulsif-externe* très précieux; et les Malades à l'exécuter sous leurs yeux.

On sait d'ailleurs 1° que l'Auteur a été mis au rang des Médecins et Chirurgiens de première classe des Armées françaises, par une décision ministérielle du 13 juin 1804, conformément aux dispositions de la loi du 10 mars 1803, sur l'exercice de la Médecine; 2° que l'invention de son *Spécifico-Cosmétique* a été provoquée par le Gouvernement en 1794; 3° qu'il a obtenu réparation publique des écrits *calomnieux* dirigés contre sa Découverte, par jugement du Tribunal correctionnel de Paris, du 1er août 1821; 4° que les passions ne raisonnent pas, et que la plupart des découvertes utiles ont été repoussées dans leur origine.

TRAITEMENT PAR LOTIONS,

Ou manière générale d'employer la QUINTESSENCE ANTI-PSORIQUE *ou l'*EAU DE METTEMBERG, *comme moyen* curatif, indicatif, dérivatif *et* dépuratif, *ou* révulsif-externe.

APRÈS avoir bien agité la bouteille, on verse de la liqueur pure (1) dans un verre, à la dose de deux à trois onces, pour la transvaser ensuite dans une cuvette ou une assiette creuse; puis avec le dedans des mains, qu'on y trempe, on s'en lave à plusieurs reprises, et jusqu'à consommation entière de cette dose, toutes les parties des membres, savoir, depuis le haut des bras jusqu'aux doigts, et depuis le haut des cuisses jusqu'à l'extrémité des doigts des pieds, en y comprenant la plante.

L'air, frappant sur les pores, favorise l'absorption du remède aux membres ainsi lavés l'un après l'autre; et en moins d'un quart d'heure, on complète cette absorption, en se frottant légèrement en tous sens avec la paume des mains, jusqu'à ce que la peau soit sèche. Pour éviter l'impression du froid sur la peau nue, on ne découvre que deux membres à la fois, et l'on se lave et l'on se frotte devant le feu, ou dans une chambre chauffée par un poêle. Cette opération ne doit avoir lieu qu'une fois par jour, et le moment le plus favorable pour la faire, est celui où la digestion est finie, et surtout le soir avant de se coucher.

Dans les Gales apparentes (récentes, anciennes et invétérées), l'on doit d'abord affaiblir la force de la liqueur, en y ajoutant partie égale d'eau commune, qui double le volume de la dose ci-dessus; et alors on se lave et on se frotte aussi, mais plus

---

(1) Il ne faut pas confondre ici le Remède *concentré*. Voir page 15.

légèrement qu'aux membres, toutes les autres parties du corps affectées d'éruption et de démangeaison, sauf à revenir à la Quintessence pure pour les quatre membres seulement.

Pour les parties affectées de fortes éruptions, antérieurement existantes ou provoquées par le remède, il faut momentanément couper la Quintessence avec trois quarts ou suffisante quantité d'eau (de rivière ou de fontaine), de manière que dans tous les cas on n'éprouve qu'une très légère cuisson : on augmente ou diminue la dose suivant les effets.

On continue ainsi l'usage de l'*Eau de Mettemberg*, jusqu'à ce que toute éruption quelconque soit éteinte; que la peau libre et égale reprenne sa beauté naturelle; que les lotions faites avec la liqueur pure ne produisent pas plus d'impression sensible que si on se lavait avec de l'eau commune; et qu'enfin elle n'occasionne plus, au renouvellement près de quelques boutons épars, qu'une sueur douce plus ou moins abondante et non naturelle : alors on coupe la Quintessence avec deux tiers d'eau, et on n'en discontinue l'usage que lorsque les boutons et les démangeaisons sont entièrement passés, et que la transpiration est absolument redevenue naturelle ou insensible; ce qui prouve, d'après l'expérience, l'extinction totale du vice psorique en général.

On bouche bien la bouteille sitôt qu'on s'en est servi; on rince le verre, ainsi que la cuvette ou l'assiette, et on serre le tout : une bouteille d'*Eau de Mettemberg* dure huit à dix jours, employée sans modification : elle a une odeur agréable, et n'occasionne pas la perte du linge.

RENSEIGNEMENS.

Il faut, dans le traitement *indicatif* des Gales que l'on présume *répercutées*, *palliées* ou *dégénérées* (*rentrées*, *blanchies*), ou du vice psorique *intérieur*, diminuer de moitié la dose de la liqueur, et la couper avec moitié eau, pour les enfans jusqu'à l'âge de cinq ans, et un tiers depuis cinq jusqu'à douze. On doit suivre la même marche pour les tempéramens plus ou moins délicats, plus ou moins irritables, plus ou moins affaiblis, sauf à employer par gradation la Quintessence pure, si, modifiée ainsi, elle ne produit point son effet ordinaire.

Si la cause des maux que l'on éprouve n'est pas de la compétence du Spécifique, il ne produit aucun bouton, aucune démangeaison, aucun effet sensible ou marqué de la peau, et ne change rien à l'état de santé. Il ne sert alors qu'à embellir la peau simplement, et il serait superflu de prolonger l'essai au-delà de deux à quatre bouteilles. Dans le cas contraire, en appelant successivement à la peau le vice psorique intérieur ou masqué, il procure la guérison, ou au moins l'amendement des maladies de toute espèce qui peuvent en provenir; et il paraît principalement sur le pli des bras, des poignets, les jarrets et le dedans des cuisses, soit des rougeurs, soit une éruption de toutes sortes de boutons, accompagnés de démangeaisons, qui tombent en farine, se renouvellent et s'évanouissent par la transpiration.

Ce traitement, *par absorption cutanée*, ne dérange point le malade de sa manière ordinaire de vivre et d'agir, ne l'assujettit à aucune préparation préliminaire, ni à aucun régime particulier. On n'a besoin d'aucun autre remède anti-psorique, soit intérieur, soit extérieur : il suffit d'être sobre et d'éviter les excès (le froid, l'humidité et les courans d'air). On aura donc soin de se vêtir et de se couvrir un peu plus chaudement, afin de ne pas contrarier la crise qui doit avoir lieu par la transpiration.

Dans le traitement *indicatif*, *dérivatif et dépuratif*, on peut éviter de se laver et de se frotter les bras, et borner les lotions aux extrémités inférieures, en les étendant aux hanches et aux fesses, et en y faisant pénétrer toute la dose indiquée du Spécifique. Seulement, on aura soin, une fois par semaine et au moment de mettre une chemise blanche, de bien se laver toutes les autres parties du corps avec un quart de la Quintessence sur trois quarts d'eau chaude : on les essuiera ensuite avec un linge.

L'Auteur prévient derechef que son Spécifique est borné à la destruction du vice psorique en général, et que son administration dans les maladies, infirmités ou vices qui lui sont étrangers, n'est suivie d'aucune éruption de boutons ou crise salutaire.

Il observe en même temps que ce vice provenant aussi de causes *internes*, telles que la mauvaise nourriture, l'humidité, les brouillards, le chagrin, le libertinage de l'imagination, suite des affections morales déréglées, etc., etc., beaucoup de malades en portent le principe dans le sang, sans qu'il se soit jamais développé à l'*extérieur*, par les signes qui le caractérisent habituellement.

La dose ordinaire est de *deux* à *quatre* bouteilles pour prouver ou non sa compétence dans des affections chroniques ou opiniâtres, dont on ignore la cause ; de *huit* à *douze* pour dépurer le sang dans le cas de Gale *dégénérée* ou de vice psorique *intérieur ;* de *deux* à *quatre* pour détruire radicalement la Gale *ancienne* et *invétérée* provenant de *cause externe ;* d'*une* pour guérir les éruptions de la Gale *récemment* communiquée et non susceptible d'éruptions renouvelées; et d'*une* bouteille au plus pour rendre, à son état primitif et à son siége naturel, la Gale nouvellement *répercutée* et non dénaturée.

Si le remède agit trop fortement, on le modifie momentanément avec beaucoup d'eau ; il ne faut point vouloir précipiter ses effets, dans l'espérance d'un traitement moins long ; on doit sonder la nature et suivre sa marche, qui ne veut pas être forcée : l'impatience du malade retarde sa guérison.

Dans le cas de la Gale *dégénérée* ou de vice psorique *intérieur* (de maladies psoriques chroniques, *réputées* opiniâtres et incurables), les éruptions provoquées, quoique toujours accompagnées de démangeaison, se présentent principalement *sous les formes miliaire, dartreuse, érysipélateuse,* de *prurigo;* et l'on ne doit pas faire attention à la longueur du traitement, quand même il excèderait trois mois. On ne peut extirper le virus qui infecte la masse du sang, et en empêche la libre circulation, qu'insensiblement et qu'à mesure de la régénération des humeurs. Il faut que la crise se fasse d'une manière douce et progressive, et jamais avec turbulence, et avoir recours en même temps à un régime fortifiant, qui soutienne la nature et prépare une bonne digestion, comme de bons potages ou bouillons, des alimens succulens et nutritifs. Le vin, la bière, le chocolat, le café et le thé, pris modérément, ne sont point nuisibles; l'exercice et le mouvement dans les lieux bien aérés conviennent aussi. On ne quitte pas tout à coup l'usage de la Quintessence; après avoir tiré du *traitement* le succès désiré, on a recours de temps à autre à la *Lotion prophylactique.*

Le printemps et l'été sont les saisons les plus favorables pour commencer le traitement de la Gale *dégénérée*, ou du vice psorique *intérieur*: il ne survient point ou peu de boutons aux mains. L'éruption étant *dénaturée*, ne communique point la Gale.

La cure des Gales apparentes et contagieuses se fait en tout temps. Avant de se lotionner, il faut ouvrir les gros boutons avec une épingle. Dès les premières lotions, le virus perd de sa nature contagieuse, et, avec quelque précaution, on peut continuer à fréquenter la société, sans craindre de le communiquer.

Lorsque la peau est *crasseuse*, surtout aux mains et aux pieds, on la lave avec de l'eau commune avant de se servir de la Quintessence. (Les personnes qui ne tiennent point à l'économie, pourront faire une première lotion avec la Quintessence modifiée de trois quarts d'eau, et l'essuyer ensuite avec un linge, pour mieux décrasser la peau, ouvrir les pores, et préparer ainsi les voies aux autres lotions du remède qui agit alors comme médicament interne.)

Quand la Gale n'est qu'une maladie locale, qu'elle n'infecte point la masse du sang, et que le siége en est borné à la peau, il ne survient point d'éruptions *renouvelées*, et la guérison s'en opère très promptement: dès les premières lotions, les boutons s'amortissent, les démangeaisons diminuent, la transpiration et le sommeil se rétablissent. Dans tous les autres cas, les éruptions de la Gale se reproduisent, et le Traitement devient alors plus ou moins long, selon que la masse humorale est plus ou moins viciée, et d'après les dispositions constitutionnelles des sujets. Enfin, l'*Eau de Mettemberg* peut être employée en route, et l'usage en être suspendu lorsqu'il fait un froid excessif, ou que l'on n'est pas disposé à se laver.

Rien ne retarde plus la guérison que de se gratter; mais quelques gouttes de la Quintessence, dans un demi-verre d'eau, servent à calmer les démangeaisons, et à panser à volonté toutes les éruptions psoriques. On doit couvrir les grandes excoriations avec un onguent adoucissant et dessicatif, comme celui de *Blanc rhasis*, ou avec un emplâtre de *Nuremberg* étendu sur toile, et mettre sur les clous ou furoncles un emplâtre émollient et maturatif, comme celui de *Diachylum composé.*

Il est essentiel d'être propre, de changer de chemise et de draps de lit, comme à l'ordinaire. Quant aux matelas, couvertures et vêtemens qui ne sont point susceptibles d'être mis à la lessive, on les bat et on les expose à l'air; ou, mieux encore, si celui qui n'a pas le moyen de changer d'habillement et de couverture, ne veut pas s'exposer à perpétuer ou à reprendre la Gale, il lui est indispensable de bien laver et dégraisser la partie de ses effets qui touche immédiatement à la peau : pour plus de sûreté, on l'imprègne ensuite d'*Eau anti-psorique*.

L'*Eau de Mettemberg* s'emploie toujours à froid : dans les cas de modifications, il est indifférent d'y ajouter de l'eau froide, tiède ou chaude. Les femmes qui, pendant le traitement, auraient leurs règles, peuvent le continuer, en ajoutant à la liqueur moitié eau chaude.

S'il arrivait que les ongles se teignissent plus ou moins, il ne faudrait pas s'en inquiéter; ils redeviennent dans leur état naturel peu de temps après. Ce léger inconvénient se présente principalement dans le traitement de la Gale *dégénérée* chez les malades qui, trempant une éponge ou un chiffon de linge dans la liqueur pure, pour la porter et l'étendre ensuite sur la peau des membres, en imprègnent nécessairement et indistinctement les ongles : ils peuvent facilement l'éviter, en se servant à cet effet du dedans des mains simplement, sans toucher aux ongles, comme il l'est expliqué à l'article *Traitement*, ou bien d'une brosse de poils de bouc, avec un long manche (que l'on trouvera au besoin chez l'Auteur), sauf ensuite à faire toujours pénétrer le spécifique dans la peau avec la panme des mains à sec. Les personnes qui ne font pas un usage suivi du Remède, et qui ne s'en servent qu'à la *toilette*, à l'aide d'une éponge, ne sont point sujettes à la teinte des ongles : d'ailleurs, celles qui se consacrent au service des Galeux se préservent des effets de la contagion, en se lavant les mains, incontinent après les avoir frottés, suivant l'article *Lotion prophylactique.*

Les femmes enceintes et les nourrices peuvent se traiter ; leurs enfans s'en trouvent mieux : les nourrices peuvent laver tout le corps de leurs nourrissons, avec quelques gouttes seulement de la Quintessence dans un demi-verre d'eau dégourdie.

Pendant le *Traitement*, on doit s'abstenir de tout remède interne doué d'activité, et se borner à l'usage des *analeptiques*, tels que le lait, le vin et les boissons mucilagineuses. Dans tous les cas de complication, où l'on sera affecté d'une maladie étrangère à la Gale, qu'il sera urgent de traiter, l'on diffèrera ou l'on suspendra l'usage de l'*Eau de Mettemberg.*

Dans le cas de maladies psoriques *aigues*, de malaise, de fièvre, d'inflammation, de douleurs internes, d'irritation et d'insomnie, de fortes éruptions et démangeaisons, il faut observer un régime adoucissant, tempérant, rafraîchissant, et prendre quelques boissons analogues ; lors de leur diminution, on reprend insensiblement son régime ordinaire. On doit prendre quelques légers purgatifs, en suspendant les lotions, lorsque l'on éprouve un défaut d'appétit, des aigreurs, la bouche pâteuse, amère, l'haleine mauvaise, la salive plus abondante, les urines très chargées : il faut d'ailleurs éviter toute autre évacuation non naturelle, que celle par les pores de la peau, et suivre, pour les cas de complication, les principes généraux de la Médecine.

Les malades chez qui le genre nerveux et très irritable, pourront alterner l'usage des lotions par quelques bains domestiques, plutôt chauds que tièdes ; ils pourront aussi, sur la fin du Traitement, dans le cas de la Gale *dégénérée*, mettre un et même deux jours d'intervalle dans les lotions.

Les personnes qui portent des vésicatoires et des cautères doivent, dans le Traitement, les panser à l'ordinaire, et les conserver, en ménageant le pourtour du bandage : il faut se conduire de même dans tous les autres cas chirurgicaux. Lorsqu'un des membres se trouve la partie *malade*, il doit être excepté des lotions qui s'exercent sur les trois autres, afin de diviser et *dériver* le vice psorique intérieur de la partie *souffrante*, qu'il faut calmer et fortifier.

L'*Eau de Mettemberg* ne s'emploie jamais qu'à l'*extérieur* : si, par inadvertance, on en avait avalé, son effet serait de faire vomir, et alors on faciliterait ce vomissement en buvant beaucoup d'eau chaude ; ensuite on prendrait quelques bouillons gras, quelques lavemens et autres remèdes adoucissans.

On peut se servir des bouteilles vides pour y mettre du vin ou autre liquide potable, après les avoir bien rincées, d'abord avec de la lessive, et ensuite à l'eau fraîche.

La *Quintessence anti-psorique*, ou l'*Eau de Mettemberg*, peut se transporter par terre, par mer et dans toutes les contrées : elle n'est point sujette à s'altérer; on a seulement soin, à son arrivée, de la mettre dans un lieu ni trop froid ni trop chaud.

En résumé, il suffit, pendant le Traitement *indicatif*, *dérivatif* et *dépuratif*, d'observer ce qui suit :

1°. Pour la nuit, mettre sur les pieds de son lit une couverture de plus ;

2°. Pour le jour, porter deux chemises l'une sur l'autre, ou une chemise avec un gilet de laine, un caleçon ou un jupon de laine, des chaussettes de laine ou de coton, ou de poils de lapin ;

3°. Prendre le soir, après les lotions, et le matin un quart d'heure après son lever, un verre d'eau sucrée, à défaut d'un léger Thé au lait.

4°. Enfin, adoucir et fortifier l'*intérieur*, et porter la crise à l'*extérieur*.

Dans les douleurs symptomatiques de *Rhumatisme* et de *Goutte*, qui proviennent d'une transpiration *interceptée*, comme d'une Gale *répercutée*, l'Auteur recommande d'ajouter à ses lotions *spécifiques* ou *Médico-Cosmétiques* l'usage des plantes suivantes, tant en forme d'un thé léger et agréablement sucré, qu'en fumigations sur la partie souffrante, qu'on enveloppe ensuite de flanelle. Prenez : feuilles sèches de *sauge*, *germandrée*, *lierre terrestre*, *ortie blanche*, et fleurs sèches de *camomille romaine*, de chaque sorte pour deux sous.

Au surplus, les Malades en particulier sont invités à faire leur Traitement sous les yeux des Médecins qui jouissent de leur confiance, et à venir voir l'Auteur ou à lui écrire, si quelque chose les embarrassait.

Dans tous les cas de Maladies chroniques *réputées* opiniâtres et incurables, *où l'on peut présumer, comme cause essentielle, une ancienne Gale dégénérée, avec complication d'un ancien virus vénérien, aussi dégénéré*, l'Auteur se charge d'indiquer ou de faire préparer et d'envoyer en même temps aux personnes qui le consultent directement, des accessoires doux et appropriés, dont l'usage à l'*intérieur* se combine avec celui à l'*extérieur* de la Quintessence anti-psorique, et dont la simplicité, tant dans l'emploi que dans le régime, permette de se soigner soi-même. L'essai de ce Traitement combiné, qui ne peut nuire à la santé, est d'un mois pour s'assurer s'il n'existerait point dans l'intérieur du corps quelques principes viciés, psorique et vénérien.

L'Auteur continue de prendre à forfait des Pensionnaires malades.

LOTION PROPHYLACTIQUE,

*Ou manière particulière d'employer l'*Eau de Mettemberg, *pour la* TOILETTE.

Pour décrasser parfaitement bien la peau, et se préserver des effets de la *Contagion* de la Gale, on prend un verre à liqueur de la *Quintessence anti-psorique* sur trois verres à liqueur d'eau commune (c'est-à-dire un quart de la *Quintessence* sur trois quarts d'eau), et on s'en lave généralement ou particulièrement toutes les parties extérieures du corps, selon l'indication que l'on a à suivre, et on s'essuie bien ensuite ; on fait absorber par le frottement, une seconde lotion, que l'on fait exclusivement aux quatre membres, ou seulement aux mains. Ainsi, lorsqu'on a couché dans un lit imprégné du principe galeux, ou touché quelqu'un ou quelque chose de suspect, l'*Eau de Mettemberg* devient à la fois *cosmétique* et *préservative* d'une Maladie cruelle par ses suites.

D'ailleurs, cette lotion maintient la transpiration naturelle et la beauté de la peau. Employée aussi de temps à autre pour la tête, elle s'oppose à la formation des pellicules que l'on trouve à la racine des cheveux, et qui, provenant d'une transpiration interceptée, finissent par les faire tomber. A chaque lotion, on essuie la tête.

Douze à quinze gouttes de la *Quintessence* décantée dans un demi-verre d'eau fraîche servent à se laver la figure; les mêmes proportions doivent être gardées dans le bidet.

Nota. La vertu préservative que possède l'*Eau de Mettemberg* contre les effets de la *Contagion* de la Gale, peut s'expliquer ainsi : s'il est incontestable que cette Eau ait la propriété de détruire jusqu'au vice radical de la Gale la plus ancienne et la plus invétérée, à plus forte raison doit-elle le détruire dans son origine et en empêcher la propagation.

L'effet désiré ne pourrait manquer que dans le cas où l'usage et l'absorption du Remède ne seraient pas proportionnés à l'intensité du virus ; et alors, s'il survenait quelques boutons avec démangeaison, on s'en débarrasserait bien vite en faisant quelques lotions, suivant l'article *Traitement.*

Au surplus, l'expérience démontre que la fraîcheur et la beauté de la peau (la blancheur, la douceur et la fermeté) consistent principalement dans la liberté de la transpiration insensible.

Les anciens peuples de la Grèce et de l'Italie étaient tellement convaincus, par l'expérience, de l'utilité de la transpiration, qu'ils avaient l'habitude de la provoquer par des frictions à la brosse sèche, ce à quoi l'on attribue la beauté de leurs formes et leur force musculaire.

Tout animal dont la force musculaire est grande (comme

le cheval) perdrait ses forces et même périrait, si l'on n'avait pas l'attention d'entretenir la transpiration par des frottemens journaliers avec l'étrille et la brosse.

Ainsi, dans les contrées septentrionales, où les brouillards sont plus fréquens, et par conséquent où la transpiration est plus susceptible d'être supprimée, les moyens ci-dessus indiqués pour entretenir l'état de santé, doivent être considérés comme très avantageux, surtout lorsqu'ils sont aidés d'un procédé approprié au climat, tel que celui dont il s'agit (1).

QUELQUES RÉFLEXIONS

Sur les ravages du Vice psorique; sur sa nature; sur la nécessité de lui opposer un moyen victorieux, et principalement de l'expulser par les pores transpirables.

LA Gale est un fléau que chacun redoute beaucoup pour soi-même, et jamais assez pour la santé publique. Tous les Praticiens attestent combien il résulte d'accidens d'une Gale répercutée dans l'intérieur du corps : LORRY a vu la phthisie due incontestablement à cette cause; il rapporte les autorités d'autres Médecins, qui ont observé l'asthme, l'épilepsie, des obstructions incurables, et l'hydropisie survenir à la suite d'une Maladie psorique mal traitée. Tous les Médecins ont aussi observé que la Gale, palliée ou répercutée, semblait ou s'éteindre pour reparaître à certaines époques périodiques, ou se dénaturer pour repulluler et se reproduire ensuite sous des formes obscures, soit dartreuses, soit érysipélateuses, se changer en ophtalmies rebelles, se compliquer enfin avec les affections arthritiques, catarrhales, scorbutiques, avec le virus vénérien, scrophuleux, et échapper, par toutes ces métamorphoses, aux efforts de l'Art, ainsi qu'à la puissance des remèdes les mieux entendus. On composerait aisément un volume de tous les faits de ce genre consignés dans les Annales de la Médecine. La raison de tels faits paraît facile à saisir; car si des crises salu-

(1) Voir l'article *Médico-Cosmétique* du Prospectus par division.

taires peuvent faire aborder l'humeur psorique du centre à la surface du corps, il est tout naturel que, par un mouvement rétrograde que favorise l'usage des *astringens* et des *répercussifs*, cette même humeur puisse se porter de la peau sur des organes ou viscères qui en sont éloignés, et infecter la masse humorale.

« La Gale, en général, est dans ses principes une humeur ou » matière réelle *sui generis*, qu'il faut expulser hors du corps » par les pores transpirables. »

L'indication médicale est de préserver l'estomac et les autres viscères; de ne point déranger les fonctions vitales et naturelles; de dériver le vice psorique en général, des organes internes et de la masse humorale, et de former la crise salutaire et curative à la peau où ce vice doit être tari : *c'est la réunion de toutes ces circonstances* QUI SE RENCONTRENT ET DANS LA COMPOSITION EXACTE DU SPÉCIFIQUE DE L'AUTEUR, ET DANS SA MÉTHODE INVARIABLE ET SURE DE L'EMPLOYER, *qui constitue la* DÉCOUVERTE ANTI-PSORIQUE, que le Gouvernement français a provoquée en 1794, en faisant un appel aux Officiers de santé militaires (1).

EXPLICATION

*Des effets de l'*Eau de Mettemberg, *comme remède* spécifique *contre le vice psorique en général, et comme le meilleur des* cosmétiques.

1°. *Curatif*, en ce qu'il détruit jusqu'au vice radical de la Gale, d'une manière *physiquement* démontrée.

2°. *Indicatif*, parce qu'il fait connaître l'existence du vice psorique *intérieur*, par sa manière d'agir toujours *expulsive* ou *révulsive-externe*, en déterminant dans ce seul cas une éruption *prurigineuse* et *critique*.

3°. *Dérivatif*, en ce qu'il appelle aux parties sur lesquelles

---

(1) Voir le Rapport expérimental de la Commission médicale qui fut établie en France pour la *révision* des Remèdes secrets, conformément au Décret du 18 août 1810, sur l'origine et les avantages de l'*Eau de Mettemberg*; lequel accompagne la présente Méthode.

s'exercent les lotions, un point d'irritation existant ailleurs; comme, par exemple, une dartre ou à la *poitrine*, ou à la *figure*, ou au *scrotum*; une douleur fixe à l'un ou l'autre des membres, et des organes essentiels à la vie.

4°. *Dépuratif*, en ce qu'il continue de provoquer des éruptions caractéristiques, et des sueurs surabondantes, jusqu'à extinction du vice psorique *intérieur*.

5°. *Préservatif* contre les effets de la contagion, en ce qu'il détruit le vice psorique dans son origine, et en empêche la propagation avant le développement des signes qui caractérisent la Gale.

6°. Le meilleur des *cosmétiques*, en ce qu'il corrige la sécheresse de la peau. L'éclaircissement du teint, la fraîcheur et la beauté de la peau consistent principalement dans la liberté de la transpiration insensible. Toutes les autres eaux de *toilette* n'ont point de propriétés *spécifiques* pour détruire les *animalcules* qui, existant en très grand nombre dans une atmosphère chargée et fortement agitée, comme celle de diverses salles publiques, s'insinuent particulièrement dans la peau de la figure, dont ils finissent par altérer le système.

Renseignemens particuliers relatifs à la Quintessence anti-psorique ou Eau de Mettemberg concentrée.

Pour étendre l'usage et les succès de sa nouvelle Méthode sur tous les points du globe comme un bienfait précieux à l'humanité, pour éviter l'inconvénient du volume, favoriser le transport et assurer l'intégrité du *Spécifico-Cosmétique*, le Chevalier DE METTEMBERG a pris le parti de *concentrer* sa Liqueur anti-psorique, au point qu'*une* Bouteille puisse en faire *huit* par la seule addition de l'eau pure, et selon les renseignemens ci-après.

On agite fortement la bouteille qui contient l'Eau de Mettemberg *concentrée*, on en verse ensuite un petit verre dans une bouteille bien rincée, et par-dessus, sept fois le volume ou la contenance du même petit verre, de l'eau douce (de rivière ou de fontaine la plus claire possible), de manière que la bouteille contienne un huitième du Remède *concentré*: on agite le mélange, on bouche la bouteille avec soin et on la serre pour employer la mixtion au point de la Quintessence anti-psorique ou Eau de Mettemberg ordinaire, et selon la précédente Instruction.

L'Auteur n'est responsable des effets de son *Spécifico-Cosmétique*, qu'autant qu'il est pris chez lui, ou chez ses Préposés-Dépositaires, et lorsqu'en outre on l'administre selon la Méthode par lui indiquée. Toutes les bouteilles qui le contiennent sont revêtues de son cachet, et d'une étiquette distinctive portant son adresse et sa signature, telle que la suivante.

On est prié d'affranchir les Lettres.

Mettemberg

Imprimerie de HUZARD-COURCIER, rue du Jardinet, n° 12.

www.ingramcontent.com/pod-product-compliance
Ingram Content Group UK Ltd.
Pitfield, Milton Keynes, MK11 3LW, UK
UKHW020502220726
13923UKWH00006B/2720